LES

ADÉNITES SUBAIGUËS

DE L'AINE

PAR

Le Dr Lucien CHAVANNE

Ex-Interne des Hôpitaux d'Alger.

LYON

A. REY & Cie, IMPRIMEURS-ÉDITEURS DE L'UNIVERSITE

4, RUE GENTIL, 4

1902

LES

ADÉNITES SUBAIGUËS

DE L'AINE

LES

ADÉNITES SUBAIGUËS

DE L'AINE

PAR

Le Dr Lucien CHAVANNE
Ex-Interne des Hôpitaux d'Alger.

LYON
A. REY & Cie, IMPRIMEURS-ÉDITEURS DE L'UNIVERSITÉ
4, RUE GENTIL, 4
—
1902

AVANT-PROPOS

En cette première page de notre modeste opuscule, nous tenons à rendre un public hommage de reconnaissance à tous ceux, amis sincères et maîtres vénérés, qui, depuis le début de nos études, ont bien voulu s'intéresser à nous, nous éclairer de leurs conseils, nous soutenir de leur sympathie et de leurs encouragements.

Nous remercions bien vivement M. le professeur Poncet de l'honneur qu'il nous fait en acceptant la présidence de notre thèse.

Que tous nos maîtres de l'Ecole d'Alger veuillent bien accepter ici le témoignage de notre profonde gratitude.

Nous réservons une place toute particulière dans nos souvenirs à M. le Dr Curtillet, agrégé des Facultés, professeur à l'Ecole d'Alger, dont nous avons été l'externe pendant un semestre, et à M. le Dr Rey, professeur à l'Ecole d'Alger, dont nous avons été l'interne pendant deux semestres ; ils nous ont, en maintes circonstances, constamment donné des marques de leur haute bienveillance.

Nous prions M. le Dr Brault, professeur à l'Ecole d'Alger, à qui nous devons les principaux éléments de ce travail, de vouloir bien agréer tous nos remerciements.

LES

ADÉNITES SUBAIGUËS

DE L'AINE

INTRODUCTION. — HISTORIQUE

On chercherait vainement dans nos auteurs classiques une étude longuement détaillée de cette affection si commune qu'est l'adénite inguinale. Aucune affection n'est peut-être d'observation plus courante : par sa banalité même, elle a pendant longtemps éloigné l'attention des médecins et des chirurgiens.

Cependant, l'adénite inguino-crurale simple est susceptible de revêtir plusieurs types cliniques bien tranchés, dont l'étude a suscité, ces derniers temps surtout, de nombreuses discussions.

Le type le plus intéressant est certainement l'adénite subaiguë à foyers purulents intra-ganglionnaires, dont M. Nélaton (1) a, le premier, donné, en 1890, une excellente description clinique.

« Avant d'admettre, dit-il, l'existence de ganglions tuberculeux, il convient, je crois, de nous demander si l'adénite

(1) Nélaton, *Semaine médicale*, 1890.

simple ne peut se présenter sous plusieurs aspects : je ne crains pas de répondre par l'affirmative, et j'ajouterai : la forme clinique que nous avons sous les yeux est la forme subaiguë torpide qui correspond à une variété anatomique depuis longtemps bien décrite par Velpeau et Chassaignac sous le nom d'adénite intra-ganglionnaire... A l'époque où écrivaient ces deux maîtres, les adénites subaiguës inflammatoires, comme celles que nous observons, n'étaient guère séparées des tuberculoses ganglionnaires, avec lesquelles elles présentent une grande ressemblance. Les deux maladies évoluent, en effet, lentement, sans grande réaction locale ou générale, arrivant graduellement à la formation de foyers purulents qui, abandonnés à eux-mêmes, amincissent peu à peu les téguments, se vident à l'extérieur et laissent à leur suite des trajets fistuleux... »

La question était donc bien posée ; les idées de M. Nélaton n'eurent pas un écho considérable : à cette époque, on enseignait encore que toutes les affections inflammatoires à marche lente, à allure torpide, étaient l'apanage unique de la scrofule ou de la tuberculose, et les esprits imbus de ces doctrines ne pouvaient s'accoutumer facilement à ne voir que des inflammations banales dans les affections offrant presque tous les signes cliniques, presque tous les caractères anatomiques de la tuberculose.

Quelques années plus tard, L'Hardy (1), élève de Nélaton, dans une thèse inspirée par son maître, présente une remarquable description de la forme subaiguë d'emblée.

A la même époque, J. Brault, professeur à l'Ecole d'Al-

(1) *De l'adénite inguinale subaiguë à foyers purulents intra-ganglionnaires*. Th. Paris, 1895.

ger, dans un article publié dans le *Lyon médical* (26 mai 1895), intitulé : *Bubons froids d'origine banale*, et, un peu plus tard, dans la *Semaine médicale* (septembre 1896), donne le résultat de ses nombreuses observations dans les hôpitaux d'Alger, qui l'amènent à une opinion semblable. Ces articles, très documentés, paraissent avoir passé un peu inaperçus, et certaines publications ultérieures n'en font point mention.

Le même auteur décrit encore, à côté de la forme subaiguë d'emblée, une forme prolongée et une forme retardée, exactement superposables à celles que peut présenter l'ostéopériostite banale.

En dehors de la forme subaiguë, l'existence de l'adénite chronique banale, dont le diagnostic est cependant bien plus épineux, ne fait aujourd'hui de doute pour personne.

Ces adénites chroniques furent, dès 1854, signalées par Verneuil, qui en donna une description.

Ricard, au Congrès de chirurgie de 1889, reprenait cette question et démontrait, par des coupes et des inoculations, que, dans certains cas, la tuberculose n'est pas en cause. Larrey, dans la même séance, rappelle qu'il a observé des adénites chroniques cervicales chez les jeunes soldats, dont le cou est irrité par le col rigide de l'uniforme.

Dubard (1), quelques mois après l'article de M. Brault dans le *Lyon médical*, relatait dans la *Bourgogne médicale*, trois cas d'adénite chronique dont le pus ne contenait que du staphylocoque : les inoculations au cobaye furent négatives.

Raymond Petit, dans sa thèse (Paris, 1897), signale deux cas d'adénite chronique cervicale simple.

(1) Dubard, *Bourgogne médicale*, septembre 1895.

Enfin, Paul Delbet, au Congrès de chirurgie de 1901, rapporte cinq faits personnels du même genre.

Voici ces observations résumées :

OBSERVATION I

Ce premier malade a été soigné à l'hôpital Necker, salle Malgaigne, n° 32, dans le service de M. le Dr Le Dentu. Il est entré dans le service le 29 avril 1900.

Il fut examiné par plusieurs chirurgiens qui, tous, portèrent le diagnostic d'adénite tuberculeuse. Il était même question d'en faire l'extirpation. Cependant, on résolut de surseoir jusqu'à ce que le diagnostic fût certain : on fit simplement l'incision. Je recueillis le pus et les débris de la paroi enlevés à la curette. Des inoculations furent faites le 30 avril 1900, par M. Petit, chef de laboratoire à l'hôpital Necker, à des cobayes, avec le pus et ces fragments de paroi ; les cultures restent stériles, les inoculations négatives ; il n'y avait pas de tuberculose.

Il s'agissait d'une adénite chronique simple. J'en cherchais la cause : il existait un très léger degré de périostite alvéolo-dentaire ; c'était évidemment là le point de départ de cette adénite restée chronique en raison du peu de profondeur des lésions buccales et de la faible virulence des germes. On donna des gargarismes chloratés au malade, on pansa soigneusement l'adénite. Le malade sortit à peu près guéri, le 22 mai 1900.

OBSERVATION II

M. le professeur Le Dentu voulut bien m'emmener à la maison de santé de Neuilly pour l'assister dans une opération d'uranostaphylorraphie. L'enfant avait quatre ans. En même temps que sa malformation, l'enfant portait une petite tumeur, grosse comme une noisette, dans la région sous-angulo-maxillaire, bien isolée, ferme, soulevant les téguments qui, à ce niveau, étaient d'un rouge assez accentué et adhéraient à la tumeur. Cette tumeur avait plusieurs mois d'existence. Elle simulait parfaitement une monoadénite bacillaire. M. Le Dentu pensait cependant de préférence à une adénite simple. Eprès avoir refait le voile du palais, M. Le Dentu extirpe le ganglion ; ses inoculations restent négatives.

OBSERVATION III

Un jeune homme de dix-sept ans, garçon marchand de vins, entré à l'hôpital Necker, salle Malgaigne, n° 16, dans le service de mon maître, M. le professeur Le Dentu, le 10 mai 1899. Ce malade entre à l'hôpital parce que, depuis six mois, il porte, sur les parties latérales du cou, des grosseurs dont il veut être débarrassé.

Rien du côté de la bouche et des dents. Sans présenter de signes de bacillose pulmonaire, le malade n'en avait pas moins un aspect assez chétif. Je fis le diagnostic d'adénite tuberculeuse. Le 26 mai, M. le professeur Le Dentu extirpa les ganglions, et la plaie guérit sans incident. A quelques jours de là, je fus frappé par le masque facial et l'aspect de ce malade ; j'examinai le pharynx et constatai qu'il était occupé par des végétations adénoïdes. Je les opérai ultérieurement. Le malade sortit de l'hôpital guéri. Des inoculations furent faites avec les ganglions, d'une part, les végétations adénoïdes, d'autre part. Ces inoculations sont restées négatives.

OBSERVATION IV

Une jeune fille entre à l'hôpital Necker, salle Lenoir, dans le service de M. le professeur Le Dentu, en juillet 1899. Cette malade porte une adénite cervicale absolument analogue à la précédente, mais ayant le volume d'un œuf. Instruit par le cas n° 3, je fis, bien qu'il n'existât aucun symptôme de végétations adénoïdes, le toucher pharyngien : je trouvai des végétations, je les opérai, l'adénite disparut peu à peu spontanément.

OBSERVATION V

Les mêmes faits se sont passés sur mon malade de l'observation V. C'était un malade âgé de dix ans. Il portait une adénite cervicale chronique juxta-hyoïdienne. Je l'examinai ; il portait des végétations adénoïdes ; j'en ai fait l'extirpation. Le malade guérit spontanément de son adénite.

Ces différents types cliniques sont, d'ailleurs, pleinement justifiés par les notions dont s'est récemment enrichie la microbiologie. M. Dor, de Lyon, dans sa thèse, a montré que, dans certaines conditions, la virulence des agents pathogènes banaux pouvait varier suivant une véritable gamme, dont chaque degré s'exprime par des modifications histologiques déterminées : la nécrose est un de ces degrés.

Dans un article sur les infections localisées lentes et atténuées, M. Brault (1), traitant la question à un point de vue général, apporte un nouveau contingent d'observations cliniques et bactériologiques.

L'existence d'adénites subaiguës et chroniques est donc cliniquement et bactériologiquement démontrée.

MM. Marion et Gaudy, sans nier l'existence de ces faits, rapportaient dernièrement cinq observations d'adénite subaiguë, cliniquement conformes à la variété que nous étudions ; ils n'ont pu bactériologiquement déterminer leur nature, mais ils les rapportent quand même à la tuberculose et basent leur diagnostic uniquement sur les données fournies par l'examen histologique.

Mettre les deux partis en présence, apprécier et discuter leurs arguments réciproques, et présenter ensuite l'opinion que nous avons cru pouvoir formuler sur cette question, telle sera la matière de notre humble travail.

(1) J. Brault, Des infections localisées lentes et atténuées (*Archives générales de médecine*, 1899).

CHAPITRE PREMIER

ANATOMO-PHYSIOLOGIE

Il nous paraît utile de rappeler brièvement les faits essentiels de l'anatomie et de la physiologie des ganglions lymphatiques inguino-cruraux.

Presque tous les auteurs classiques décrivent un groupe superficiel situé entre la peau et l'aponévrose fémorale. Les ganglions superficiels, au nombre de dix à quinze, figurent à peu près une nappe triangulaire ; on décrit des ganglions superficiels supérieurs à grand axe transversal, des ganglions superficiels inférieurs à grand axe longitudinal, et des ganglions moyens, plutôt sphéroïdes qu'elliptiques.

Les ganglions profonds, au nombre de deux ou trois, occupent le tiers interne du canal crural, le côté interne de la veine, par conséquent. L'un d'eux, connu sous le nom de ganglion de Cloquet, est appliqué contre le bord externe du ligament de Gimbernat. Il n'est séparé du péritoine que par le septum crural et par le fascia propria.

Lejars décrit encore, dans cette région, un ganglion supra-inguinal, situé au-dessus de l'arcade de Fallope, en un point sensiblement équidistant de l'épine iliaque antéro-supérieure et de l'épine du pubis : un groupe extra-inguinal, situé en dehors du muscle couturier, dans l'aire de ce triangle secondaire dont le droit antérieur forme le fond.

Inutile d'ajouter que ces deux derniers groupes existent très rarement ; mais il est bon d'être averti de leur présence possible, pour ne point tomber dans des erreurs de diagnostic parfois grossières.

Les ganglions inguinaux reçoivent tous les lymphatiques superficiels du membre inférieur, les lymphatiques superficiels de la fesse, ceux du périnée, de l'anus, des organes génitaux externes ; ils reçoivent aussi les lymphatiques superficiels de la partie sous-ombilicale de l'abdomen.

Les ganglions lymphatiques, très richement vascularisés, sont le siège d'actions moléculaires nutritives énergiques, imprimant des modifications importantes à la lymphe qui les traverse.

Par le fait d'une oxygénation intense, suivant l'opinion de Renaut et de Ranvier, les conditions les plus favorables s'y trouvent réalisées pour la multiplication des globules blancs, ainsi que pour la destruction des agents pathogènes et de leurs toxines.

Robin a ingénieusement comparé l'ensemble du système lymphatique à un système porte qui a pour glandes vasculaires les ganglions ; pour racines les réseaux d'origine ; pour troncs les vaisseaux afférents, et pour branches les divisions de ces vaisseaux afférents dans les ganglions. Les capillaires qui reconstituent les vaisseaux efférents, et ces vaisseaux efférents représentent les capillaires d'origine et les troncs des veines sus-hépatiques du système porte du foie. Le plasma traverse les ganglions, s'y charge de globules blancs d'un ou plusieurs principes immédiats que le ganglion y verse comme le foie verse du sucre dans le sang des veines hépatiques. Les ganglions arrêtent les virus, les grains de tatouage, les particules de charbon, et leurs cellules détruisent certains éléments et microbes pathogènes.

Les ganglions lymphatiques jouent donc un rôle considérable dans l'économie, si l'on songe que les agents pathogènes banaux, qui sont légion autour de nous, menacent à chaque instant d'envahir l'organisme, à la faveur d'un traumatisme souvent très minime de l'épiderme ou de l'épithélium des glandes dermiques. Si les microbes ne sont pas détruits sur place par les phagocytes, ils sont entraînés vers les ganglions, où un nouveau combat leur est livré.

Il n'est donc pas étonnant que les affections inflammatoires des ganglions lymphatiques soient très souvent le reflet des nombreuses variétés de lésions cutanées banales.

CHAPITRE II

ETIOLOGIE. — PATHOGÉNIE

D'après les données anatomiques, il est facile de concevoir que les ganglions inguino-cruraux peuvent recevoir le contre-coup de toutes les affections siégeant sur le territoire lymphatique qui leur correspond.

Sans parler des lésions profondes et fermées (poussées d'ostéomyélite, etc.) qui échappent à notre examen direct, il serait aussi fastidieux que banal d'énumérer toute la série des affections cutanées et leurs nombreuses variétés cliniques.

Toutes les professions dans lesquelles les membres inférieurs sont plus spécialement exposés forment un groupe étiologique important.

Dans le milieu militaire, les chaussures défectueuses sont souvent incriminées avec juste raison.

Le manque de propreté qui s'observe surtout dans les classes pauvres facilite le développement de certaines affections cutanées (intertrigo, excoriations épidermiques produites par le grattage), qui offrent aux microbes un accès facile.

L'âge a aussi une influence notable. Les jeunes enfants, outre leur imprudence, et quelquefois le manque d'hygiène dans lequel ils vivent, ont un épiderme tendre et délicat, et se trouvent, par ce fait, dans des conditions étiologiques très favorables.

Le rôle du climat n'est pas négligeable : dans les pays chauds, la peau est dans un état de congestion presque constante pendant l'été (intertrigo, érythrasma). Le système lymphatique est, de ce chef, plus surmené, plus apte, par conséquent, à être envahi. Ajoutons que les indigènes de ces pays (Arabes, Kabyles, Nègres) ignorent l'hygiène la plus élémentaire, et si, marchant généralement pieds nus, ils évitent ainsi les inconvénients dont nos soldats ont si souvent à se plaindre dans ces mêmes régions, leurs pieds et leurs jambes sont exposés à des traumatismes (érosions, éraflures) multiples et répétés : ce sont précisément ces traumatismes légers et répétés qui semblent le mieux réaliser les conditions étiologiques du type d'adénite que nous étudions ici.

Une remarque intéressante à faire, au point de vue pathogénique, est que les érosions les plus superficielles, avec écoulement sanguin nul ou peu important, sont souvent les plus efficaces : le liquide sanguin, en effet, englobe dans la masse de son coagulum les microbes déposés à la surface de l'ulcération ; ainsi immobilisés, leur action ne dépasse certainement pas les limites du traumatisme, car les phagocytes ont le temps de serrer leurs rangs pour barrer la route à l'ennemi.

Il existe cependant des cas où les agents pathogènes pénètrent sans grand fracas dans l'organisme. Nombreuses sont les observations d'adénites où toute porte d'entrée est introuvable. Il semble même que, chez certains individus, par le fait d'une constitution particulière, l'épiderme et l'épithélium des glandes dermiques n'opposent pas une barrière suffisante aux germes du dehors. Ou bien, faut-il admettre, pour expliquer les cas de ce genre, une véritable diapédèse des microbes à travers le derme, à l'instar de ce qui se passe dans certaines affections intestinales, où nous voyons des microbes traverser la paroi intestinale sans laisser trace de leur passage. Peut-être même ce phénomène est-il normal et constant ; mais qu'une diminution du pouvoir microbicide des humeurs vienne à se produire, et les microbes iront attaquer l'organe central de la défense : l'adénite sera constituée.

La flore microbienne offre ici, comme ailleurs, une variété remarquable : staphylocoques, streptocoques, etc., en un mot, les microbes habituels de la suppuration, y sont abondamment représentés.

En revanche, le bacille de Koch, qui joue un rôle si important dans l'étiologie des adénites cervicales, s'y rencontre plus rarement ; les lésions tuberculeuses des différentes couches anatomiques des membres inférieurs retentissent toujours plus ou moins tardivement sur les ganglions inguinaux (ostéites, arthrites, etc.) ; peut-être même existe-t-il des adénites inguinales tuberculeuses primitives. Mais, en fin de compte, il semble ici que les adénites à marche subaiguë soient plus fréquemment d'origine purement banale.

Les récents travaux sur l'atténuation de la virulence des microbes éclairent d'un jour nouveau la pathogénie de ces adénites plus ou moins torpides, qui furent pendant longtemps considérées comme tuberculeuses.

M. le professeur Brault, qui s'est particulièrement intéressé à cette question, pratiqua, sur quelques cas des plus suspects, de nombreux et minutieux examens bactériologiques, en s'aidant de la technique la plus rigoureuse. Les résultats de ces examens, contrôlés par les inoculations au cobaye et les cultures, l'ont amené à considérer le *staphylocoque blanc comme le microorganisme par excellence des lésions infectieuses torpides.*

Il convient d'ajouter que le bacille de Koch ne figurait dans aucun des cas examinés par cet auteur.

Les causes de l'atténuation des microbes ne sont guère connues. Le terrain joue sans doute ici un rôle modificateur de premier ordre. Peut-être s'agirait-il aussi d'une question de dose, de quantité ; ce qui expliquerait la rareté des microorganismes dans certains cas.

Enfin, l'association de plusieurs espèces microbiennes doit vraisemblablement contribuer à modifier l'allure de l'affection ; les poussées aiguës qui viennent quelquefois troubler la marche lente d'une adénite sont peut-être dues à des microbes venant renforcer les premiers occupants.

Quelles que soient les causes et les conditions de cette atténuation, nous pouvons affirmer qu'elle existe ; que les microbes ainsi atténués puissent produire des inflammations subaiguës, torpides, au même titre que le bacille de Koch, c'est encore là un fait incontestable, édifié sur des observations cliniques, sanctionnées elles-mêmes par des examens bactériologiques, des cultures, des inoculations.

Cependant, MM. Marion et Gandy, qui ont observé des adénites appartenant à la même forme clinique, envisagent d'une autre façon la pothogénie de ces affections.

Ces auteurs ne voient, dans la majorité des cas d'adénites subaiguës de l'aine, qu'une tuberculose locale se développant chez des individus indemnes de tout autre foyer, mais présentant assez souvent des antécédents personnels ou héréditaires de tuberculose non douteuse.

Le bacille aurait sa porte d'entrée au niveau des organes génitaux externes.

On se trouverait là, pensent-ils, en présence de conditions étiologiques tout à fait comparables à celles que nous voyons réalisées chez l'enfant au niveau de la muqueuse bucco-pharyngée. En effet, chez l'adulte, la muqueuse balano-préputiale, riche en tissu lymphoïde, est très souvent le siège de légers traumatismes, d'ulcérations banales ou spéciales pouvant fournir une porte d'entrée au bacille de Koch.

MM. Marion et Gandy appuient leur raisonement sur quelques observations, dont les résultats positifs sont, d'ailleurs, loin d'être constants, tant au point de vue de la tuberculose héréditaire ou acquise qu'au point de vue de l'origine génitale de l'affection.

Nous ne sommes guère habitués à croire que le bacille de Koch, qui occupe une place si importante dans la pathogénie des adénites cervicales, puisse avoir ici une priorité presque absolue sur les nombreux microorganismes banaux ou spéciaux qui peuplent le sinus balano-préputial.

Il convient, d'ailleurs, de faire quelques réserves au sujet de la nature des adénites cervicales ; elles sont, dans bien des cas, de nature manifestement banale ; Ricard, en 1889, a attiré l'attention sur une variété d'adénites chroniques qui évolue en dehors de toute tare et de toute diathèse, d'une façon lente et progressive ; on n'y rencontre pas de bacilles de Koch et leur inoculation au cobaye reste négative. Sur trois cas relatés par Dubard, il s'agissait deux fois d'adénite chronique cervicale. Raymond Petit rapporte deux cas d'adénite chronique cervicale nettement imputables au streptocoque. Tout récemment, Paul Delbet rapportait cinq cas d'adénite chronique cervicale non tuberculeuse. (Voir obs. p. 10 et suiv.)

Dès lors, si les agents pathogènes banaux peuvent déterminer des adénites chroniques dans une région qui est pour la tuberculose un véritable lieu de prédilection, pourquoi leur refuser ce pouvoir dans une région où ils pullulent, à l'exclusion presque absolue du bacille de Koch ?

Si le bacille tuberculeux était aussi fréquent au niveau des organes génitaux externes, il y révélerait certainement sa présence par des lésions caractéristiques (chancre tuberculeux aux points d'inoculation, etc.), comme il le fait très fréquemment au niveau des muqueuses buccale et pharyngée chez les enfants (hypertrophie des amygdales, végétations adénoïdes, etc.).

L'alimentation et la fonction respiratoire sont, il est vrai, chez l'enfant, des facteurs étiologiques de premier ordre, qui n'ont pas leur équivalent dans la sphère génitale.

Et d'ailleurs, ne voyons-nous pas ces adénites subaiguës affecter des sujets très robustes, parfaitement constitués ; elles sont très fréquentes dans le milieu militaire, qui renferme ce qu'il y a de meilleur parmi les jeunes adultes du sexe masculin. Parmi les malades observés pour la tuberculose, il est, par contre, infiniment rare de voir des adénites inguinales du type subaigu.

Les irritations fréquentes de la muqueuse balano-préputiale, produites par une foule de germes microbiens, déterminent, d'après MM. Marion et Gandy, dans les voies lymphatiques, un état subinflammatoire qui peut modifier l'allure habituelle des adénopathies tuberculeuses.

Nous pensons que, si ces microorganismes peuvent déterminer un état subinflammatoire des voies lymphatiques et des ganglions, ils peuvent tout aussi bien, par une augmentation de leur virulence, de leur nombre, ou par une diminution de la résistance des tissus, produire le type clinique que nous étudions.

En un mot, le fait qui, pour nous, paraît dominer toute l'étiologie et la pathogénie de cette affection, c'est l'apport plus ou moins durable, *en petit nombre et à l'état de virulence atténuée*, au niveau de ganglions sains ou plus ou moins modifiés par une irritation préalable, *de ces mêmes agents pathogènes qui, dans d'autres conditions, déterminent l'adéno-phlegmon.*

CHAPITRE III

ANATOMIE PATHOLOGIQUE

Chassaignac a indiqué le premier qu'à côté de l'adéno-phlegmon avec suppuration périganglionnaire, il existait une adénite suppurative à foyers purulents « intéro-ganglionnaires » ; mais l'anatomie pathologique de cette affection ne fut vraiment bien connue qu'à la suite des travaux de Nélaton, qui en fixa les traits cliniques.

J. Brault qui, un peu plus tard, enrichit cette question de documents nouveaux, traça la description suivante :

Les ganglions atteints sont d'un rouge foncé, gros, friables, englobés dans une gangue celluleuse souvent épaissie ; les lymphatiques qui s'y rendent sont durs et très fortement dilatés, parfois presque du volume d'une plume d'oie. A la coupe, on tombe tantôt sur des points scléreux, et calcifiés, qui résistent au scalpel, tantôt sur des foyers hémorragiques, mais beaucoup plus souvent sur des points ramollis plus ou moins conglomérés. Quelques ganglions sont presque entièrement suppurés, d'autres simplement farcis de petits abcès « suintant » le pus ; ce sont les plus nombreux. Ce liquide est crémeux et bien lié, les poches qui le contiennent tendent à se réunir et varient de la grosseur d'une tête d'épingle ou d'un pois à celle d'une noisete.

Le pus est habituellement bien lié, phlegmoneux ; quelquefois, cependant, il est séreux, grumeleux, offrant la plupart des caractères du pus tuberculeux. Il n'est d'ailleurs pas rare de trouver des foyers caséeux à côté de foyers franchement purulents. Tous ces caractères, en réalité si divers, ne s'excluent cependant pas ; ils concordent même parfaitement avec les notions acquises sur les infections banales lentes et atténuées ; entre la simple congestion et la « fonte purulente », il y a place pour une infinité de degrés intermédiaires, et la nécrose, que l'on a longtemps imputée exclusivement à la tuberculose, trouve ici sa place.

Nous pensons qu'il faut interpréter ces faits dans un sens beaucoup plus large.

Aux lésions purement suppuratives occasionnées par les agents pathogènes banaux, peuvent s'ajouter des lésions dégénératives ; à côté de foyers de suppuration, peuvent se former des foyers de nécrose. C'est là affaire de virulence ou de terrain, quoique le terrain n'agisse en réalité qu'en modifiant leur virulence. Ces idées sont, d'ailleurs, parfaitement applicables à la tuberculose elle-même ; quand elle suit une marche aiguë, elle détermine des lésions suppuratives et, dans ce cas, le pus est bien lié, phlegmoneux, crémeux ; le pus séro-grumeleux appartient en propre aux formes torpides.

Indépendamment de l'action nécrobiotique que les micro-organismes peuvent directement exercer sur les tissus, et en cela nous voulons parler aussi bien des agents pathogènes banaux que du bacille de Koch, il n'en est pas moins vrai que la nécrose peut, dans certains cas, être produite par des modifications circulatoires ; peut-être même, ce facteur, d'ordre purement mécanique, agit-il, la plupart du temps, à l'exclusion de toute autre cause. Le ganglion lymphatique est, à l'état normal, très abondamment vascularisé ; il lui faut une forte quantité d'oxygène pour qu'il puisse accomplir ses fonctions épuratrices. Or, l'anatomie pathologique nous montre qu'ici les vaisseaux sanguins prennent une large part à l'inflammation du ganglion ; les uns sont dilatés, les autres rétrécis ou aplatis par le développement des masses ganglionnaires ; la circulation sanguine est donc, dans tous les cas, fortement compromise ; en certains endroits même complètement abolie.

La circulation lymphatique est aussi bien éprouvée, en certains points, le cours de la lymphe peut être complètement barré ; dès lors, les globules blancs, dont les ganglions lymphatiques sont remplis, privés de leurs échanges avec le sang et avec la lymphe circulante, tomberont en dégénérescence, s'ils n'ont déjà subi l'action destructive des agents pathogènes .

On conçoit ainsi facilement que le pus puisse présenter des aspects et des propriétés variés ; franchement phlegmoneux ici, il sera là granuleux, par ailleurs caséeux.

La périadénite que l'on observe constamment est toujours plastique ; jamais elle n'arrive jusqu'à la suppuration ; cette périadénite soude bientôt les ganglions entre eux et avec les tissus avoisinants. La peau, mal nourrie au milieu de cette masse qui lui adhère, se ramollit et s'amincit; en certains points, elle se détruit, et les fistules ainsi produites n'ont aucune tendance à guérir spontanément.

Les lésions histologiques sont des lésions d'inflammation simple. On trouve dans les sinus lymphatiques des ganglions une grande quantité de leucocytes, la plupart altérés. Les travées sont épaissies, granuleuses ; les cellules épithéliales sont tuméfiées et l'on constate une prolifération active de leurs noyaux. Enfin, les capillaires sanguins sont dilatés ; il y a souvent, ça et là, de petits foyers hémorragiques, et toujours une extravasation assez considérable de globules rouges, donnant au tissu ganglionnaire sa teinte foncée.

Les microorganismes sont toujours rares, et si MM. Marion et Gandy n'en ont jamais trouvé, il faut reconnaître que presque tous les auteurs qui se sont occupés de cette question ont été cependant plus heureux.

Le bacille de Koch n'a jamais été rencontré.

Nous terminons ce chapitre en rapportant les résultats des recherches bactériologiques de M. J. Brault et les conclusions auxquelles il fut amené. L'examen bactériologique a été pratiqué dans quatorze cas, pris parmi les plus douteux .

« Dans trois cas, dit-il, je n'ai pu colorer aucun microbe, les cultures sont restées stériles et les inoculations absolument négatives. Dans un cas seulement, j'ai trouvé un streptocoque très atténué, qui a poussé très mal ; l'inoculation du pus et du fragment de ganglion sous la peau n'a donné lieu qu'à un abcès insignifiant. Deux fois, j'ai obtenu des cultures de staphylocoques dorés et de très petits abcès chez le cobaye. Cinq fois il s'agissait de staphylocoque blanc, qui a donné des cultures très maigres et des inoculations à peine marquées par un peu de tuméfaction pendant quelques jours. Dans trois autres cas, enfin, si l'examen microscopique nous a permis de colorer quelques rares microbes, les cultures et les inoculations sont restées négatives.

« J'ai à placer ici, continue M. J. Brault, quelques remarques qui me semblent découler de ce que je viens de dire. Tout d'abord, je tiens à bien attirer l'attention sur la virulence très atténuée de tous ces microorganismes, poussant très mal sur les cultures et sur les animaux d'expérience ; en second lieu, je dois dire que pas un animal (et pourtant il s'agissait du cobaye, réactif par excellence) n'a présenté de tuberculose, même tardivement ; enfin, il me faut signaler encore la fréquence du staphylocoque blanc, que nous retrouvons ici comme dans les suppurations analogues des téguments et du sein ; c'est véritablement, on peut le dire, le microrganisme par excellence des lésions infectieuses torpides. »

CHAPITRE IV

SYMPTOMATOLOGIE ET FORMES CLINIQUES

L'affection, rarement localisée à un seul ganglion, intéresse habituellement ceux du groupe externe. Les ganglions atteints sont le siège d'une tuméfaction qui augmente régulièrement, de façon à atteindre, au bout de quinze à vingt jours, le volume d'une noisette ou d'une noix.

La tuméfaction offre généralement une forme plus ou moins arrondie ; cependant, elle est parfois étalée en un véritable plastron s'étendant plus ou moins dans l'aire du triangle de Scarpa, exactement limité en haut par l'arcade de Fallope, qui lui oppose, d'ailleurs, une barrière infranchissable : si sur le même sujet, les masses ganglionnaires sus-inguinales, pareillement enflammées, viennent se mettre en contiguïté avec ce ligament fibreux, celui-ci sera marqué par un véritable sillon, d'autant plus profond que la tuméfaction sera plus saillante de part et d'autre. La douleur n'est pas habituellement très marquée ; elle est, en tous cas, beaucoup moins intense que dans les adénites phlegmoneuses.

La périadénite, purement plastique, soude bientôt les ganglions entre eux et avec les parties voisines ; ainsi se trouve constitué un véritable paquet ganglionnaire, offrant au toucher, et quelquefois à la vue, une surface irrégulière et bosselée. La peau qui recouvre cette masse perd en certains points sa mobilité et présente une coloration rougeâtre au niveau de ses adhérences avec la tumeur .

Cette masse ganglionnaire ainsi constituée peut rester stationnaire pendant un temps parfois très long; dans beaucoup de cas, voici ce qui se produit :

Quelques semaines après le début de la tuméfaction, on constate, en certains points très limités de la surface, une fluctuation peu distincte, en raison de la petitesse des foyers purulents sous-jacents ; au niveau de ces foyers, la peau, mal nourrie, se détruit, et l'ouverture ainsi produite livre passage à une certaine quantité de pus, quantité bien faible, eu égard à l'étendue et au volume des parties enflammées ; ici, nous ne devons pas l'oublier, l'inflammation est au moins autant plastique que suppurative.

La marche du pus vers l'extérieur est très lente : les tissus contigus à la paroi du trajet, chroniquement irrités, s'indurent ; les cavités produites par les pertes de substance et les trajets fistuleux qui en partent sont comblées par des masses de bourgeons charnus n'ayant aucune propriété réparatrice.

Les symptômes généraux, insignifiants au début de l'affection, peuvent, à cette période, acquérir de l'importance; ce sont les accidents habituels des suppurations prolongées ; les malades perdent l'appétit, se débilitent, et c'est alors que parfois l'affection peut changer de nature, de simple devenir tuberculeuse.

L'adénite subaiguë, abandonnée à elle-même, a, dans sa forme la plus commune, une marche fatalement envahissante et aboutit toujours à la fistulisation. Mais les choses ne se passent pas cependant toujours ainsi, et, à cet égard, à côté de la forme subaiguë d'emblée, nous pouvons distinguer, avec M. J. Brault, une forme prolongée et une forme retardée exactement superposables, suivant la remarque de cet auteur, à celles que peut revêtir l'ostéite banale.

Dans certains cas, en effet, la tuméfaction inflammatoire atteint un certain volume, puis reste stationnaire ; au bout d'un laps de temps variant de quelques semaines à plusieurs mois, elle se réchauffe, sous l'influence d'une cause occasionnelle quelconque (blennorragie, choc, pression violente au niveau du triangle de Scarpa) et continue son évolution avec tous les caractères précédemment décrits (obs. VIII et IX).

D'autres fois, l'affection subit plusieurs rémissions presque complètes, puis, après ces retards successifs, prend sa marche habituelle.

Voici, d'ailleurs, quelques cas observés par M. Brault lui-même, se rapportant à ces diverses variétés :

OBSERVATION VI

Le premier a trait à un soldat du 17e escadron du train des équipages, garçon solide, qui présente, en entrant dans le service, une adénite remontant à trois semaines environ : il n'y a pas de maladie vénérienne ; on ne retrouve aucune porte d'entrée dans les territoires desservis par les ganglions de l'aine.

On observe, dans l'aine gauche, un gros ganglion douloureux et ramolli ; la peau est amincie en deux endroits peu distants l'un de l'autre. A côté du ganglion principal, on en trouve deux plus petits. Quelques jours plus tard, je procède à l'extirpation du paquet ganglionnaire. Le gros ganglions est farci de petits abcès, ainsi que ses satellites. La guérison s'effectue en dix jours.

OBSERVATION VII

La seconde observation concerne un sous-officier de spahis. Celui-ci nie tout accident du côté de la sphère génitale ; il parle d'un effort (?) Au moment où il entre à l'hôpital, il y a un mois qu'il souffre de l'aine droite ; tout d'abord, c'est seulement dans les exercices violents qu'il a éprouvé de la gêne ; actuellement, il ne peut plus faire son service. Deux ganglions dans l'aine droite sont tuméfiés et douloureux à la pression ; la peau est un peu rouge et dépressible sur l'un d'eux. L'extirpation est suivie d'une guérison qui s'effectue en quinze jours. Mêmes abcès miliaires que dans le cas précédent.

Voici deux faits appartenant à la forme prolongée :

OBSERVATION VIII

Le premier est relatif à un quartier-maître de la marine, d'une excellente santé, sans aucun antécédent au point de vue de la tuberculose. Un an environ avant son admission, cet homme a présenté un adéno-phlegmon de l'aine gauche, à la suite d'excoriations (marche forcée). La résolution n'a pas été complète ; les ganglions sont restés un peu gros et gênants.

Dix mois plus tard, le sujet contracte une blennorragie ; au bout de trois semaines, l'adénite se réchauffe et passe à l'état subaigu. Mêmes signes que dans les observations précédentes. L'extirpation permet de constater un processus anatomo-pathologique identique.

OBSERVATION IX

Dans le deuxième cas, il s'agit d'un mercier, agé de vingt-quatre ans, qui a présenté des chancres multiples du sillon balano-préputial. Bubon aigu, non spécifique, à droite. Guérison rapide ; induration persistante du pli de l'aîne, puis, petit à petit, envahissement du triangle de Scarpa. Seize mois après le début de la maladie, sans cause appréciable, l'affection est passée à l'état subaigu.

Un des ganglions du groupe interne est sur le point de s'abcéder. J'enlève tous les ganglions lymphatiques, que je trouve criblés de petits abcès, variant de la grosseur d'une tête d'épingle à celle d'une noisette. L'opéré guérit très vite.

Enfin, voici deux cas de forme retardée:

OBSERVATION X

L'un des malades, soldat au 1er zouaves, âgé de vingt-deux ans, doué d'une bonne constitution, n'a pour tout antécédent qu'une blennorragie remontant au mois de juin 1894. Il entre dans nos salles le 25 avril 1895, porteur, depuis cinq mois, d'une adénite qui a envahi progressivement les divers groupes de la région inguino-crurale. Au bout d'un mois environ, l'adénite, devenue subaiguë, l'empêche de faire son service ; il a subi à l'infirmerie du corps trois ponctions au niveau des points fluctuants. L'extirpation a lieu le 14 mai 1895. La guérison s'effectue en trois semaines.

OBSERVATION XI

L'autre malade, âgé de vingt-cinq ans, sujet très vigoureux, ne présente aucun antécédent vénérien ou tuberculeux. Huit mois avant son entrée dans le service, sans cause appréciable, le sujet a vu se développer un peu de gonflement dans les deux aines ; depuis cette époque, les tuméfactions ont subi plusieurs rémissions presque complètes, et ce n'est que plus tard qu'il a éprouvé une gêne suffisante pour être obligé de s'arrêter et de recourir au médecin. Des deux côtés, l'affection suit la marche subaiguë caractéristique. L'extirpation bilatérale est pratiquée dans la même séance ; la guérison a lieu en un mois.

Inutile d'ajouter que, dans ces deux derniers cas, l'examen nous a fait rencontrer toujours la même infiltration purulente.

Nous ne pensons pas que l'adénite subaiguë puisse évoluer vers la résolution complète. Dans le cas où la résolution a été observée, il s'agissait sans doute de simples engorgements ganglionnaires ; mais ces engorgements, dans lesquels un groupe ganglionnaire est simultanément intéressé dans toute sa masse, doivent être considérés comme de véritables adénites aiguës avortées.

C'est dans ces cas que les applications résolutives, et surtout la compression bien faite, paraissent avoir quelque efficacité, ainsi que nous le verrons au chapitre du traitement.

Il ne faut pas confondre l'adénite subaiguë avec l'adénite aiguë tardive de Jouet. Dans les descriptions de cet auteur, on assiste, en effet, à un réveil brusque, tapageur, à un véritable adéno-phlegmon retardé, qui s'accompagne de frissons, de fièvre intense, de douleurs très vives, en un mot, de tous les symptômes d'une inflammation aiguë. La terminaison elle-même marque bien la différence : presque toutes les observations de Jouet accusent une terminaison rapide, une fois l'incision faite, ce qui ne saurait se comprendre avec ce que l'on sait de l'anatomie pathologique de la forme qui nous occupe.

D'autre part, une distinction est nécessaire, au point de vue clinique, entre ces processus et les véritables adénites chroniques, qui aboutissent plutôt à la lipomatose, à la sclérose et à la calcification, et suppurent d'une façon tout à fait exceptionnelle. Elles n'ont pas, d'ailleurs, cette marche cyclique qui fait le tour du groupe lymphatique tout en marquant ses étapes successives par des retours subaigus assez brusques, accompagnés de suppurations partielles, jusqu'à ce que toute la masse ganglionnaire ait fondu et se soit éliminée par petits paquets.

CHAPITRE V

DIAGNOSTIC

La tuméfaction inflammatoire d'un ganglion superficiel est généralement si aisée à reconnaître que nous nous croyons dispensé de nous attacher longuement à la différencier de toutes les autres affections inflammatoires et organiques du pli de l'aine. Les notions relatives au siège, au mode de début, à la marche, et, dans la plupart des cas, l'existence d'une lésion superficielle primitive dans les territoires des ganglions de l'aine, permettront d'éliminer les lipomes, fibromes, anévrismes, hernies abdominales, etc...

Le diagnostic doit cependant être fait, dans certains cas difficiles, avec la hernie crurale : il y a, en effet, des adénopathies du ganglion de Cloquet, c'est-à-dire de ce ganglion qui occupe précisément la partie interne de l'anneau crural, qui peuvent, à une certaine période de leur évolution, en imposer pour la hernie. Elles peuvent avoir pour cause une écorchure dans la sphère génitale ou du côté de l'anus. L'interrogatoire pourra mettre sur la voie, mais surtout l'examen local fera sentir, s'il s'agit d'une hernie, un pédicule s'enfonçant vers l'arcade crurale.

La distension variqueuse de la saphène interne à son embouchure ne saurait prêter à confusion ; elle se réduit à la pression et ne va pas sans des varices sérieuses du côté du reste de la veine.

Dans les pays chauds, on pourrait aussi penser à une adénite filarienne. A une certaine période de la filariose, on peut, en effet, observer des adénites inguinales : la tuméfaction commence généralement par le ganglion sous-inguinal, au milieu du triangle de Scarpa ; elle se distingue des adénites ordinaires par son indolence et sa réductibilité partielle.

L'absence de poussées aiguës ou subaiguës fait généralement éliminer les adénites infectieuses banales et plus oumoins torpides de l'aine.

La nature de l'inflammation est plus difficile à saisir et si, dans les cas aigus ou suraigus, tout le monde s'accorde à reconnaître l'action de microbes banaux isolés ou associés, de graves discussions surgissent lorsqu'on se trouve en présence d'une adénite subaiguë ou à forme plus ou moins torpide.

Le bacille de Koch confisqua pendant longtemps à son profit tous les processus inflammatoires plus ou moins chroniques, que l'on avait peine à classer à une époque où les idées de spécificité étaient encore peu développées.

Nélaton, le premier, a indiqué que les adénites banales pouvaient revêtir la forme subaiguë, chronique même, simulant à s'y méprendre la tuberculose. Cette opinion fut plus tard confirmée par J. Brault, puis Dubard. Ces auteurs montrèrent que les microorganismes banaux étaient capables de donner naissance à des processus inflammatoires subaigus et torpides ; Brault, particulièrement, a montré que le staphylocoque blanc était l'agent le plus habituel de ces affections lentes et atténuées.

Ces notions, développées dans un autre chapitre, ont recueilli de nombreux suffrages ; cependant, MM. Marion et Gandy, dans une étude récente, essayent de combattre ces faits nouveaux, au nom de l'anatomie pathologique et de la bactériologie.

Nous nous permettrons ici d'examiner et de discuter leurs arguments.

En premier lieu, au point de vue bactériologique, MM. Marion et Gandy ont eu des résultats constamment négatifs: ils ne découvrirent ni bacilles de Koch, ni microorganismes d'aucune sorte.

Il est incontestable que le bacille de Koch n'est pas toujours aisé à trouver dans les lésions de ce genre ; ces auteurs insistent, d'ailleurs avec raison, sur cette difficulté qui met parfois en déroute les chercheurs les mieux armés.

Mais MM. Marion et Gandy se hâtent d'ajouter que, si les résultats des recherches bactériologiques sont constamment négatifs, c'est là un fait qui, par sa constance même, devient un bon élément de diagnostic ; le bacille de Koch n'en serait pas moins responsable de la lésion.

Nous opposons à ces faits les résultats positifs qu'a obtenus R. Petit dans une série de cinquante cas tout à fait semblables : les bacilles n'étaient jamais très abondants, mais leur existence peut toujours être démontrée par le microscope.

Dans les cas qu'il examina, M. Brault rencontra souvent du staphylocoque blanc, quelquefois du streptocoque ; ces microorganismes étaient, d'ailleurs, peu nombreux.

Au surplus, la rareté des microbes dans cette affection n'est pas un fait qui doive nous étonner : en effet, certains tissus ont incontestablement une action microbicide très intense ; le foie paraît posséder cette propriété à un haut degré et les glandes lymphatiques ont sans doute un pouvoir analogue s'exerçant dans certaines conditions et, en tous cas, aussi bien sur les microorganismes banaux que sur le bacille de Koch. Pour trouver les microbes, il faut sans doute arriver à temps, avant qu'ils soient détruits au sein du tissu ganglionnaire.

On pourra nous objecter que les staphylocoques ou les streptocoques ont envahi secondairement un ganglion tuberculeux où les bacilles de Koch ont disparu. Mais, comment supposer que les bacilles soient morts et que les microorganismes soient venus prendre leur place ; c'est là une hypothèse toute gratuite.

Les cultures et les inoculations aux cobayes n'ont donné aucun résultat, sauf un cobaye dans le foie duquel fut trouvé un petit foyer caséeux. Or, dans tous ses examens, M. Petit put toujours confirmer le diagnostic de la tuberculose par des cultures et des inoculations aux cobayes.

MM. Marion et Gandy ne peuvent donc tirer des données fournies par la bactériologie aucun argument péremptoire en faveur de leur opinion.

Ils prétendent cependant trouver les éléments d'un diagnostic dans l'étude anatomo-pathologique du tissu ganglionnaire ; et ils insistent, en effet, sur certaines modifications histologiques qui seraient l'œuvre constante et caractéristique du bacille de Koch.

Ils ont constaté la transformation épithélioïde étendue des éléments du réticulum, la présence de nombreuses cellules plasmatiques parmi les éléments infiltrés, la formation de cellules géantes typiques, la constitution de larges nodules contenant ces divers éléments, la fonte caséeuse, puis purulente de ces nodules... Tout cela, disent-ils, est la caractéristique histologique indéniable de la tuberculose, et de la tuberculose seule.

Cette étude micrographique est, sans doute, très minutieuse ; mais, si la plupart de ces formations pathologiques sont aujourd'hui classées dans la science, nous ne pensons pas qu'il soit légitime de voir là l'œuvre exclusive du bacille de Koch, surtout lorsque la bactériologie n'a pu prêter ici sa force démonstrative.

Nous croyons qu'en l'état actuel de la science, il ne suffit pas, pour faire un diagnostic, de mettre en ligne les données fournies par l'histologie pathologique : si la technique en est irréprochable, si même on est arrivé à la découverte de certaines formations histologiques, qui constituent, par leurs caractères constants, de véritables lésions élémentaires, comme le follicule tuberculeux, par exemple, l'interprétation de ces faits est autrement malaisée, et bien souvent on voit trop la part du microbe, pas assez celle de l'organisme. Si la cellule géante est une formation pathologique indiscutable, nous ignorons complètement les conditions de sa genèse ; autrefois considérée comme la propriété exclusive du bacille de Koch, sa valeur a bien diminué ; elle a été retrouvée dans d'autres maladies (syphilis, peste), et il est aujourd'hui reconnu que des corpuscules étrangers organiques ou inorganiques (grains, poils, poussières, etc.) peuvent la produire.

Notre critique s'applique tout aussi bien aux éléments connexes de la cellule géante (cellules épithélioïdes, lymphoïdes, etc.)

C'est qu'en effet, si les agents d'irritation sont très divers quant à leur nature et quant à leur intensité, la réaction de l'organisme vis-à-vis de ces agents ne s'exécute que suivant un petit nombre de modes. M. Lépine, de Lyon, a pu obtenir un noyau de pneumonie en injectant dans le tissu pulmonaire quelques centimètres cubes d'une solution de sublimé au 1/20.000 ; cette même solution, injectée sous la peau, ne produit pas de réaction appréciable.

Sans nous lancer davantage dans l'étude de ces questions d'ordre général, nous rappellerons que dans les inflammations chroniques, les processus néoplasiques sont généralement dominants. Dans les glandes lymphatiques, Rindfleisch pense que la néoformation obstrue les voies de la lymphe et que de plus elle comprime les capillaires sanguins au point d'arrêter complètement la circulation. Les tissus, privés de l'apport sanguin nécessaire à leur nutrition, subissent la dégénérescence caséeuse. Virchow admet le même mécanisme. Enfin, la sclérose périvasculaire produite par l'irritation chronique dont les agents peuvent être aussi bien des staphylocoques atténués que des bacilles, doit aussi apporter une certaine gêne à la circulation sanguine et favoriser par conséquent la dégénérescense caséeuse.

Pour nous résumer, nous pouvons conclure que le diagnostic de tuberculose ne peut être établi à l'aide des seules données fournies par l'examen histologique ; la sanction de l'examen bactériologique est dans tous les cas nécessaire.

Nous n'entendons pas nier l'existence ni même la fréquence de la tuberculose ganglionnaire, nous avons simplement essayé de réagir contre la complaisance vraiment excessive que certains auteurs professent encore pour le bacille de Koch, et montrer, d'autre part, qu'à la lumière des nouvelles données de la science, on doit faire justice des anciennes habitudes cliniques en vertu desquelles on tendait à voir de la tuberculose dans toutes les inflammations ganglionnaires subaiguës ou chroniques.

Il nous semble d'ailleurs que, même sur le terrain clinique, certaines considérations générales justifient pleinement notre opinion.

Pourquoi, en effet, songer à la tuberculose lorsqu'on se trouve en présence d'adénites qu'une cause éminemment simple et banale suffit à expliquer ; pourquoi incriminer le bacille de Koch dans les cas où l'on voit des sujets jeunes et pleins de vigueur, porteurs d'adénites plus ou moins chroniquement enflammées, manifestement liées à une irritation plus ou moins superficielle du tégument ou des muqueuses, irritation plus ou moins entretenue par des circonstances extérieures (frottement, etc.).

« Si l'on envisage, dit M. Brault, la totalité des adénites subaiguës et même torpides, les non-tuberculeuses l'emportent, au moins lorsqu'il s'agit des ganglions inguinaux et du milieu militaire dans lequel j'ai plus spécialement observé ; je dis dans le milieu militaire ; il faut ici, en effet, faire une différence entre les observateurs qui appuient leur dire simplement sur la population miséreuse tuberculo-syphilitique des hôpitaux des grandes villes et ceux qui opèrent, au contraire, sur ce qu'il y a de meilleur parmi les jeunes adultes du sexe masculin. »

CHAPITRE VI

COMPLICATIONS

Les accidents que peut occasionner la propagation de l'inflammation aux organes voisins (péritonite, phlébite, etc.) ne présentent rien de particulièrement intéressant : contentons-nous, à leur égard, de cette simple mention.

Nous avons surtout voulu, dans ce court chapitre, attirer l'attention sur une complication extrêmement remarquable : les œdèmes éléphantiasiques des membres inférieurs et des bourses.

Cet accident n'est certainement pas aussi rare que pourrait le faire croire l'exiguïté du nombre des observations qui s'y rapportent : aux deux seules observations que nous avons pu trouver, l'une de Brouardel, l'autre de J. Brault, nous en ajouterons une troisième qui nous est personnelle.

Il faut dire que cette complication, généralement assez bien tolérée, frappe surtout les individus que la misère et une excessive négligence maintient éloignés de l'œil du médecin.

L'œdème lymphatique est mou, dépressible, indolent, susceptible de disparaître rapidement par le repos horizontal. Au niveau des parties œdématiées, la peau qui d'ailleurs a conservé sa température normale, est considérablement épaissie ; elle est parfois le siège de sensations anormales (démangeaisons, fourmillements, etc.). Ces derniers caractères tiennent sans doute à ce fait que la gêne de la circulation lymphatique retentit plus particulièrement sur le derme qui constitue, pour les vaisseaux lymphatiques, un territoire d'origine très important ; la compression des corpuscules du tact par cet œdème intra-dermique rend bien compte des troubles plus ou moins fugaces de la sensibilité chez ces malades.

Ces œdèmes cèdent habituellement à quelques jours de repos et disparaissent définitivement.

Mais ils sont susceptibles de passer à l'état chronique chez les malades qui ne veulent pas se soumettre au repos ou qui se livrent à des exercices intempestifs : le derme subit alors une véritable dissociation de ses éléments ; il acquiert une épaisseur considérable qui demeure définitive et devient le siège d'un véritable processus de cirrhose (1).

La bonne santé habituelle du sujet, l'unilatéralité de l'œdème,ainsi que les notions relatives à la géographie, à l'endémicité et à l'épidémicité permettront de faire le diagnostic différentiel avec la plupart des œdèmes mécaniques, dyscrasiques, infectieux, filariens, névropathiques, etc,, etc.

La pathogénie de cette complication est facile à saisir : les œdèmes sont dus à l'accumulation et à l'hypertension de la lymphe en arrière de l'obstacle qu'opposent à son cours normal les masses ganglionnaires du pli de l'aine. Faisons remarquer ici que l'adénite subaiguë, à

(1) Le Dantec, *Précis de Pathologie exotique.*

marche essentiellement envahissante, et qui finit par atteindre tous les ganglions d'un même groupe, quelquefois même tous les groupes ganglionnaires de la région, constitue pour cette complication une cause bien plus efficace que les adéno-phlegmons, qui intéressent seulement un petit nombre de ganglions.

Inutile d'ajouter que, sur ces membres œdématiés et mal défendus contre les atteintes des microbes, des excoriations superficielles, des érosions épidermiques légères pourront donner naissance à des complications relativement graves (poussées érysipélateuses, lymphangites phlegmoneuses, ostéites, etc.), constituant autant de complications surajoutées.

OBSERVATION XII

(Rapportée par G. Brouardel, in *Annales de Dermatologie et de Syphiligraphie*, 1896.)

M..., quarante-quatre ans, cocher, entre dans le service de M. le professeur Fournier, le 23 mai 1896.

Antécédents personnels. — En 1880, syphilis. En 1892, ce malade entrait dans le service de M. Monod, pour adénite inguinale suppurée bilatérale, très volumineuse à gauche, de dimension moyenne à droite.

25 juillet 1892. — Ablation au bistouri. Le malade reste cinq mois à l'hôpital. Trois mois après, il s'aperçoit que son scrotum devient volumineux ; on lui fait suivre le traitement antisyphilitique.

Cependant, le scrotum croît sans cesse ; la verge s'œdématie après le scrotum. Il y a un an, le volume de ses organes génitaux externes ayant encore augmenté, le malade vient dans le service de M. le professeur Fournier, où on lui fait prendre des pilules de Dupuytren et de l'iodure de potassium ; il quitte l'hôpital très amélioré ; l'amélioration se maintient pendant six à huit mois.

Il y a un mois et demi, nouvelle poussée ; le malade vient de nouveau dans le service de M. le professeur Fournier.

A son entrée, le 23 mai, nous constatons une augmentation considérable du pénis et du scrotum, augmentation telle que nous ne pouvons parvenir à sentir le testicule. On lui prescrit le traitement suivant : repos au lit, ingestion de 5 centigrammes de calomel toutes les semaines.

4 juin 1896. — Nous constatons une très sensible amélioration ; les téguments sont plus souples, l'examen des testicules est devenu possible ; le testicule droit est doublé de volume, le gauche est à peu près normal. Les cordons spermatiques et les canaux déférents sont volumineux. Les vaginales contiennent du liquide. Les urines ne contiennent ni sucre ni albumine. Il n'y a pas d'autres lésions organiques.

OBSERVATION XIII

(Rapportée par J. Brault, in *Annales de Dermatologie et de Syphiligraphie*, 1897.)

L..., vingt-deux ans, sujet brun, vigoureux, n'ayant aucun antécédent personnel ou héréditaire, entre dans mon service le 10 septembre 1896. Il est porteur d'adénites subaiguës doubles, occupant la totalité des chaînes inguinales transverses ; les groupes internes sont surtout pris ;

il y a de l'empâtement, par deux ou trois places, la peau est même amincie et dépressible. Des lésions préputiales légères (herpès probablement) ont constitué la porte d'entrée. Au dire du malade, l'affection date de trois semaines environ ; il s'agit donc de ce que l'on appelle la forme subaiguë d'emblée.

Extirpation le 12 septembre. Les deux chaînes transverses sont enlevées en totalité ; les ganglions sont très malades et « farcis » d'abcès. Drainage, pansement compressif.

Au bout d'un mois, le malade, cicatrisé, se lève : jusque là, nous n'avions rien remarqué d'anormal, lorsque, dans les jours suivants, L... attire de nouveau notre attention sur un phénomène survenu progressivement depuis qu'il marche ; il s'agit d'un fort œdème dur du fourreau de la verge ; il n'y a rien par ailleurs, le scrotum est normal, il n'y a pas trace de liquide dans les vaginales, les membres inférieurs sont indemnes. Ce malade est maintenu en observation à l'hôpital ; au bout de six semaines, il sort très amélioré sans avoir subi aucun traitement.

Trois mois plus tard, nous l'avons fait revenir ; la verge était redevenue normale. L..., parfaitement rétabli, n'éprouve aucune gêne dans son métier pénible. Depuis, la guérison s'est maintenue.

OBSERVATION XIV (personnelle)

B..., garçon de café, vingt-sept ans, entre à l'hôpital civil de Mustapha, salle Sédillot, le 14 novembre 1901, porteur d'une hernie inguinale droite volumineuse.

Syphilis à vingt-deux ans.

21 novembre. — Cure radicale de la hernie.

Sept ou huit jours après l'opération, une polyadénite inguinale droite se développe chez ce malade ; rien d'anormal du côté de la plaie opératoire, qui est, d'ailleurs, en bonne voie de cicatrisation.

M. le professeur Rey, chef du service, attend, pour traiter ces ganglions, la guérison complète de la plaie opératoire, qui survient, d'ailleurs, sans autre incident, au bout de dix-huit à vingt jours.

28 décembre. — Enucléation de presque toute la chaîne ganglionnaire transversale droite.

La plaie est fermée au bout de quinze jours. Le malade obtient alors l'autorisation de se lever. A peine a-t-il fait quelques pas qu'il éprouve une sensation insolite dans tout le membre inférieur droit ; il s'aperçoit en même temps que sa jambe était enflée. Il se remet au lit et, quelques heures après, tout est rentré dans l'ordre, le membre a repris son aspect normal.

Le lendemain, le malade se lève de nouveau, l'enflure se reproduit.

4 février 1902. — Malgré la persistance de ces phénomènes, le malade sort de l'hôpital ; on lui recommande de garder le repos.

Malgré ces conseils, le malade essaie de reprendre son métier, mais il est bientôt contraint de retourner à l'hôpital, où il est admis le 12 février 1902, salle Ricord.

Quelques jours après son entrée et sous l'influence d'une cause indéterminée, le malade se trouve atteint de polyadénite inguinale aiguë à droite ; cette fois, toute la chaîne verticale est intéressée.

Trois ou quatre jours après, ouverture spontanée de cet

adéno-phlegmon, donnant issue à une petite quantité de pus. Le surlendemain, toute la région supéro-interne de la cuisse droite est le siège d'une rougeur érysipélateuse avec gonflement, douleur, mouvement fébrile très accusé. Ces phénomènes inflammatoires cèdent en peu de temps à quelques applications résolutives et antiseptiques.

On renonce à l'énucléation des ganglions, de crainte d'exagérer l'œdème des membres inférieurs, qui ne disparaît même plus complètement par le repos au lit.

A quelques jours de là, le malade sort de l'hôpital. Nous ne l'avons pas revu depuis, mais nous avons tout lieu de croire qu'il sera affligé toute sa vie d'un œdème éléphantiasique chronique du membre inférieur droit.

Cette dernière observation, remarquable par cette longue série d'incidents, nous montre combien la résistance à l'infection est diminuée dans les parties œdématiées, qui sont, pour ainsi dire, livrées sans combat à tous les microbes qui pullulent sur l'épiderme (staphylocoques, streptocoques, etc.).

Faisons remarquer, à l'occasion de cette observation, que si, d'après certains auteurs, l'éléphantiasis nostras est dû à l'érysipèle récidivant, rien ne prouve cependant que la perméabilité des voies lymphatiques, plus ou moins compromise par des atteintes antérieures, n'ait pas joué un rôle actif dans la genèse de cette affection. Le streptocoque agirait alors secondairement à des troubles préalables de la circulation lymphatique, troubles qu'il ne ferait, d'ailleurs, que renforcer. En somme, les deux causes, mécanique et infectieuse, se prêtent ici un mutuel appui.

CHAPITRE VII

PRONOSTIC. — TRAITEMENT

Le pronostic de l'adénite subaiguë de l'aine se déduit aisément des notions développées dans les précédents chapitres ; il doit être, dans tous les cas, réservé ; sans parler des cas où l'affection, suivant une marche progressive, finit par aboutir aux accidents qu'entraînent les suppurations prolongées, rappelons que, souvent, un léger traumatisme, un effort même, vient tout à coup rallumer l'inflammation dans des ganglions en apparence guéris d'une premières atteinte ; ces poussées suraiguës laissent derrière elles des dégâts toujours plus grands, et doivent faire songer à la possibilité de voir un jour survenir d'une façon plus ou moins progressive les œdèmes éléphantiasiques décrits au chapitre des complications.

Quelle va donc être notre conduite thérapeutique ?

Nous devons dire tout d'abord que les applications résolutives, très efficaces dans les adénites ou polyadénites aiguës, lorsqu'elles sont employées à la période d'engoûment qui précède la suppuration, doivent être ici complètement rejetées. Rappelons, en effet, que, dans l'adénite subaiguë, le ganglion n'est pas envahi immédiatement dans toute sa masse ; quelques points seulement sont atteints au début et c'est par des inoculations successives des parties malades aux parties saines que le ganglion se trouvera, au bout d'un certain temps, farci de petits foyers purulents.

La résolution est, dès lors, impossible à espérer par aucun des procédés dont dispose actuellement la thérapeutique médicale ; les emplâtres les plus renommés seraient tout au plus capables de salir la région.

Le traitement rationnel des adénites subaiguës repose sur deux indications.

Il faut, en premier lieu, remonter aux sources mêmes de l'infection et arrêter, par des pansements appropriés, l'apport d'agents pathogènes nouveaux.

Il est inutile d'insister sur le traitement des plaies ou ulcérations offrant un caractère banal : s'il existe des affections vénériennes, chancrelle, blennorragie, il faudrait les traiter préalablement avant de s'attaquer aux bubons.

La chancrelle, il est vrai, donne le plus souvent lieu à des bubons aigus ou suraigus ; le gonocoque, d'autre part, va rarement coloniser dans les ganglions, mais tous ces facteurs, aussi bien par eux-mêmes que par les microbes banaux qui les accompagnent, peuvent constituer un complexus étiologique qui aboutira à une adénite subaiguë.

Nous ne parlerons pas du chancre syphilitique, qui ne fait suppurer d'habitude ni les glandes ni les vaisseaux lymphatiques.

Cette première indication étant remplie, nous devons aborder le ganglion lui-même. Nous avons le choix entre deux méthodes :

Incision large.

Extirpation.

L'incision large, très avantageuse dans les cas d'adénite avec adéno-phlegmon, ne nous paraît pas indiquée ici. En effet, nous l'avons dit plus haut, cette variété d'adénite est caractérisée par la multiplicité des foyers purulents ou caséeux. Nous avons vu, de plus, que cette affection a une marche cyclique, elle tend à envahir tous les ganglions de la région par inoculation successive. L'incision large n'intéresserait forcément qu'un petit nombre de ces foyers ; agir ainsi serait créer une véritable fistule large artificielle, par laquelle s'élimineraient lentement les fragments de la masse ganglionnaire ; autant vaudrait laisser ce soin à la nature elle-même.

Examinons maintenant le second procédé, extirpation et râclage. Nous n'ignorons pas les inconvénients qu'il présente ; le triangle de Scarpa est une région anatomique qui ne se prête pas impunément aux manœuvres d'un chirurgien inexpérimenté. L'usage des instruments tranchants réclame une grande prudence, et nombreux sont les cas où les veines fémorale ou saphène interne ont été incisées ou tranchées. Aux difficultés relatives à la nature même de la région, s'ajoutent celles que présentent à l'opérateur des ganglions adhérents aux vaisseaux fémoraux : ceux-ci sont parfois véritablement engainés par le tissu ganglionnaire .

Enfin, suivant la remarque de L'Hardy, la périadénite qui est la règle en ce cas, crée parfois un grand embarras pour le chirurgien, qui ne peut ainsi apprécier les limites exactes où il doit s'arrêter. Cette circonstance n'a cependant pas une grande valeur, car si, dans l'adénite tuberculeuse, il importe d'enlever toute la coque fibreuse qui recèle des germes actifs, ici cette même coque fibreuse a tout au plus l'inconvénient de retarder de quelques jours la cicatrisation.

Malgré tous ces inconvénients, cette méthode n'en reste pas moins pour nous la méthode de choix. Nous nous rallions, d'ailleurs, à la technique suivante : une incision est faite au bistouri, qui divise en même temps la peau et le *fascia superficialis ;* au moyen des doigts aidés d'une spatule, on cherche à circonscrire le plus possible les ganglions mis à découvert. On réussit quelquefois à les pédiculiser, mais, le plus souvent, on est obligé de les enlever par morceaux. On pratique ensuite, à la curette mousse, le curetage des parois, en ayant soin d'agir prudemment dans le voisinage des gros vaisseaux. La cavité est bourrée de gaze iodoformée ou salolée, puis on applique un pansement légèrement compressif.

Comme le fait remarquer M. J. Brault, il est presque superflu de réveiller la vieille discussion du sens de l'incision. La direction des vaisseaux voudrait qu'on incisât perpendiculairement au pli ; ce précepte n'est bon à garder que pour les rares cas où on a affaire à des ganglions profonds ; le chirurgien n'a qu'à prendre conseil des circonstances particulières à chaque cas.

La guérison est généralement obtenue dans le délai de trois semaines à un mois.

Inutile de dire que, s'il y a des fistules, il faut exciser les bords des orifices fistuleux et réséquer les trajets, s'il en existe.

Nous croyons que le chirurgien doit s'abstenir dans les cas où il existe des œdèmes éléphantiasiques déjà très accusés, de crainte d'exagérer cette complication gênante et dangereuse. S'il y a des fistules, il devra se contenter d'un curetage modéré.

La possibilité de ces complications nous fait un prétexte

d'intervenir rapidement. Suivant l'opinion de M. J. Brault, losqu'on intervient de bonne heure, l'on fait moins de dégâts, l'on n'a pas besoin d'enlever un groupe tout entier et de couper la route à la circulation lymphatique, produisant ainsi de temps à autre les œdèmes éléphantiasiques signalés par Riedel, Brouardel, etc.

CONCLUSION

I Il existe une variété d'adénite inflammatoire, fréquente surtout à l'aine, qui se distingue des autres affections inflammatoires de la région par sa marche subaiguë.

II. Anatomiquement, elle est caractérisée par la formation de foyers purulents, petits et nombreux, situés à l'intérieur même du parenchyme ganglionnaire, et par un développement considérable des lymphatiques afférents et efférents.

III. L'adénite subaiguë de l'aine se rattache, pour la plupart des cas, à une lésion superficielle des téguments ou des muqueuses, dans les territoires lymphatiques tributaires des ganglions inguinaux ; elle est due à des microbes banaux.

IV. Cliniquement, cette affection ressemble beaucoup à la tuberculose : la ressemblance devient frappante à la période de fistulisation ; mais, sans connaître encore dans quelle proportion l'adénite inguinale est de nature tuberculeuse, nous croyons que, dans une certaine catégorie d'individus, les jeunes adultes du sexe masculin, cette affection est de nature exclusivement banale, surtout dans les pays chauds.

V. De tous les agents pathogènes banaux trouvés dans les ganglions malades, le staphylocoque blanc paraît être le plus fréquent. Les microbes y sont, d'ailleurs, en proportion faible, et peuvent même manquer lors de l'examen.

VI. La maladie, abandonnée à elle-même, a, la plupart du temps, une marche cyclique extensive ; elle finit par frapper tous les ganglions d'un même groupe.

VII. L'extirpation hâtive et aussi complète que possible, à l'aide des doigts et des instruments mousses, est le traitement de choix qui, seul, peut conjurer les complications (œdèmes éléphantiasiques).

BIBLIOGRAPHIE

1889. Ricard, Congrès de chirurgie, 1889.

1890. Nélaton, *Semaine médicale*, 1890.

1892. Dor, *L'atténuation des microbes dans la pathogénie des lésions infectieuses et chroniques* (th. de Lyon, 1892).

1894. J. Brault, Traitement des adénites inguinales à forme aiguë et subaiguë *(Lyon médical*, 1894).

1895 (mai). J. Brault, Bubons froids d'origine banale *(Lyon médical)*.

1895. L'Hardy, *De l'adénite inguinale subaiguë à foyers purulents intra-ganglionnaires* (th. de Paris).

1895 (septembre). Dubard, *Bourgogne médicale*.

1896. J. Brault, *Semaine médicale*.

— G. Brouardel, *Annales de dermatologie et de syphiligraphie*.

1896 (septembre). J. Brault, *Semaine médicale*.

1897. J. Brault, *Annales de dermatologie et de syphiligraphie*.

1897. R. Petit, *Tuberculose des ganglions du cou* (th. de Paris).

1899. J. Brault, Des infections localisées lentes et atténuées *(Archives générales de médecine)*.

1901. Marion et Gandy, *Archives générales de médecine*.

J. Brault, *Traité des maladies des pays chauds*.

A. Le Dantec, *Précis de pathologie exotique*.

Viault et Jolyet, *Traité de physiologie humaine*.

A. Le Dentu et Pierre Delbet, *Traité de chirurgie*.

Testut, *Traité d'anatomie humaine*.

TABLE

Lyon. — Imp. A. REY, 4, rue Gentil. — 31387

www.ingramcontent.com/pod-product-compliance
Ingram Content Group UK Ltd.
Pitfield, Milton Keynes, MK11 3LW, UK
UKHW021007180726
13838UKWH00003B/1474

9 782329 12053